AF314437

ÉTUDES et observations sur les fièvres pernicieuses pneumoniques. La congestion viscérale qui leur est propre, suit-elle la même marche que les accès fébriles eux-mêmes; et cette congestion affecte-t-elle dans l'organe respiratoire un mode spécial de localisation? par M. MARCÉ, D.-M. P.

MÉMOIRE LU A LA SECTION DE MÉDECINE DE NANTES, LE 15 AVRIL 1842.

Nous nous sommes posé ces deux questions à l'occasion de quelques cas de fièvres pernicieuses pneumoniques, que nous avons été à même d'observer. Nous nous sommes demandé si ces affections considérées au point de vue exclusivement symptomatique ne pouvaient pas se présenter avec des phénomènes qui se distinguassent entre eux par une physionomie particulière ; si, par exemple, les accidents fébriles et congestionnels qui les caractérisent, au lieu d'être tous astreints à une marche uniforme, nécessaire, ne différaient pas au contraire les uns des autres par un mode spécial d'évolution, lequel n'aurait pas été suffisamment distingué, analysé.

Les anciens semblent avoir tout dit sur l'élément fébrile propre aux affections pyrétiques; qu'ajouter, en effet, aux recherches profondes qu'ils nous ont léguées sur le type, sur les paroxysmes, sur les transformations et le traitement de ces curieuses maladies ?

Quant à l'élément congestionnel qui les spécialise, ils ne l'ont certes pas oublié, puisque cette circonstance leur a servi à classer les différentes espèces et variétés de fièvres pernicieuses. Mais il est évident que, sous ce dernier rapport, les données symptomatiques signalées par les anciens, manquent de précision. Comment pouvait-il en être autrement? L'imperfection du diagnostic anatomique, l'imperfection non moins grande des moyens d'investigation (l'auscultation et la percussion leur manquaient), n'avaient pas permis que la congestion viscérale propre à la fièvre pernicieuse pneumonique, pût être étudiée avec tout le soin et toute la perfection désirables.

Il est arrivé de cet état de choses, que les observations des anciens sur ces graves et importantes maladies n'ont été accueillies qu'avec une sorte de doute. La fièvre pneumonique pernicieuse n'a point, en quelque sorte, obtenu d'existence scientifique : des pathologistes éminents, MM. Andral et Chomel ont avoué qu'ils ne pouvaient se prononcer sur la question des fièvres pernicieuses pneumoniques, ou (comme ils les appellent) des pneumonies à marche intermittente; dans leurs volumineux ouvrages, ils n'ont consacré que quelques mots à cette question ; en un mot, ils ne s'expliquent pas d'une manière franche sur l'entité morbide que les anciens médecins désignaient sous le nom de fièvre pernicieuse pneumonique.

Le silence de la science moderne sur ce genre d'affections, tient peut-être à ce que les deux éléments qui les constituent, savoir: la fièvre et la congestion viscérale n'ont pas été suffisamment distingués, il s'agirait donc de compléter par de nouvelles recherches l'œuvre des anciens, et de faire, pour les congestions viscérales pyrétiques, ce qu'ils ont exécuté avec tant de supériorité pour l'élément fébrile lui-même. Nous avons cherché à appliquer ces idées à l'analyse de quelques cas de fièvres pernicieuses pneumoniques. Après avoir séparé les accès fébriles des accidents congestionnels, nous nous sommes efforcés d'étudier ceux-ci dans les phases diverses de la fièvre coïncidente.

Les cas de fièvres pernicieuses pneumoniques que possède la science, n'ayant point, jusqu'à ce jour, été recueillis à ce point de vue, il sera difficile d'en faire ressortir des données bien complètes.

Toutefois, le but que nous avons poursuivi dans ces études ne nous semblerait point devoir être perdu de vue, puisqu'il tendrait à faire connaître par le moyen de l'auscultation et de la percussion, l'élément congestionnel de la fièvre pneumonique, d'indiquer la marche et la localisation de cette fluxion viscérale, au milieu des paroxismes de la fièvre coïncidente.

Quoique tous les praticiens, et ceux de nos contrées surtout, sachent parfaitement que certaines maladies fébriles graves, masquées sous les symptômes d'une vraie pneumonie, réclament l'emploi du quinquina; qu'en un mot il existe des fièvres pernicieuses pneumoniques, nous avons interrogé les auteurs faisant autorité dans la science, sur la réalité de cette affection, considérée comme individualité morbide et nosologique.

L'existence des fièvres intermittentes ou rémittentes pneumoniques, et, par suite, la nécessité, dans ces cas, des anti-périodiques, sont des faits depuis long-temps acquis à la science et à la pratique.

Nous lisons dans Sarconne (*Histoire raisonnée des Maladies observées à Naples en* 1764, page 202) que la périodicité des maladies aiguës de poitrine n'est pas chose nouvelle en médecine, et cet illustre observateur s'étonne du silence des auteurs à cet égard, lorsque, suivant ses propres expressions, l'image de cette espèce d'affection périodique est si visible et si bien caractérisée.

Huxham professe la même opinion. Il signale la facilité avec laquelle les affections périodiques et les maladies aiguës de poitrine s'unissent pour régner en même temps.

P. Franck a fréquemment observé des péripneumonies graves sous le type tierce.

Ozanam dit que Worster, en 1688, trouva quelquefois la péripneumonie accompagnée d'une hémitritée pernicieuse qui emportait les malades au troisième ou quatrième paroxysme.

Morton signale parmi divers genres de fièvres pernicieuses, (p. 342, t. 1, Torti,) celles qui se présentaient *sub larvâ pleuritidis, peripneumonia, doloris lateris punctorii.*

Torti fait aussi lui mention d'une fièvre qu'il appelle *febris intermittens perniciosa catarrhalis;* il remarque qu'elle s'accompagnait d'angoisses précordiales, et il ajoute : *Hanc varietatem observavit* Comparetti: *æger accessionis decursu dolores ad frontem, angores ad regionem præcordialem, laboriosam respirationem, pectoris que lacerationes experiebatur.*

Lautter, et surtout Strack, citent des exemples et même des histoires d'épidémies de fièvres pernicieuses sous le masque de la pneumonie ou de la pleurésie.

Suivant Klein, la pleurésie et la péripneumonie peuvent imiter expressément, tantôt le génie de la fièvre rémittente quotidienne, tantôt celui de la fièvre continue.

Les observateurs modernes ont également témoigné en faveur de la réalité de ces fièvres et dans les recueils périodiques et autres ouvrages de notre époque, nous en trouvons d'assez nombreux exemples.

Qu'ajouter de plus à d'aussi imposants témoignages ? Mais si l'individualité spécifique de cette maladie est désormais en dehors de toute contestation, possède-t-on des données bien précises sur le rôle spécial qu'on peut attribuer à chacun des éléments de cette affection fébrile?

Et ici plusieurs questions surgissent : de ce que une fièvre est intermittente, résulte-t-il que la fluxion viscérale concomitante doive l'être ? La fièvre pneumonique, sans cesser d'être une maladie spécifique, ne pourrait-elle résulter de facteurs en apparence contradictoires ; et y aurait-il incompatibilité à ce que des deux éléments de cette maladie, l'un fût périodique et l'autre continu? Serait-il étonnant, de plus, que ces fluxions fébriles pneumoniques affectassent, au milieu de l'appareil respiratoire, un siége de prédilection, circonstance qui pût contribuer à les distinguer des pneumonies véritablement inflammatoires, et, par suite, à éclairer leur diagnostic?

Ces questions diverses qui ressortent toutes de la considération de l'élément congestionnel de la fièvre pneumonique, nous tâcherons de les aborder dans les observations particulières qui vont suivre. Parmi ces faits, les uns nous sont propres; la plupart appartiennent à différents recueils où nous les avons puisés.

Une première série d'observations a trait à l'étude de la congestion pulmonaire pendant et après les paroxysmes que présente la fièvre pneumonique.

Dans la deuxième série, nous étudierons le mode spécial de localisation que la congestion viscérale propre à la fièvre pernicieuse pneumonique nous a semblé le plus souvent affecter.

PREMIÈRE SÉRIE DE FAITS. — *Congestion pneumonique pendant et après l'accès.*

1.ᶜ — *Fièvre pernicieuse pneumonique, avec localisation de la fluxion à gauche. Persistance de cette fluxion dans l'intervalle des accès. Type fébrile quotidien. Saignée de bras. Guérison par le sulfate de quinine.*

Le 17 avril 1841, je fus appelé dans le quartier du Bourgueuf, à Nantes, pour la nommée J...., femme d'un corroyeur, âgée de 48 à 50 ans, d'une complexion forte et pléthorique, faisant très probablement abus des boissons alcooliques, ayant eu, en juillet 1840, un érysipèle facial avec embarras gastro-intestinal très-prononcé.

La malade, que je trouvai au lit, me raconta que, depuis trois jours, elle était atteinte d'une vive douleur au côté gauche, avec toux, dyspnée, expectoration sanguinolente, fièvre, amertume de la bouche, envies de vomir. Les selles étaient naturelles.

Elle était dans l'état suivant : douleur très-intense au côté gauche irradiant par élancements névralgiques jusque dans l'épaule, le flanc et la hanche du même côté; augmentant beaucoup à la pression, à chaque mouvement du thorax, accompagnée de toux, de crachats muqueux, visqueux et sanguinolents. Râle crépitant et son un peu mat dans toute la moitié inférieure du poumon gauche et jusque sous l'aisselle, toux très-pénible, respiration accélérée, anxieuse. Figure rouge, surtout à gauche; peau chaude un peu moite, pouls fréquent, mais de médiocre fermeté. (Saignée de bras d'environ 500 grammes; pendant que le sang coulait, un évanouissement a lieu. Potion stibiée à 30 centigr., laquelle donne lieu à des vomi-purgations.)

Ces choses se passaient dans la matinée. L'après-midi, les vomissements et la superpurgation ayant cessé, il y eut un peu de soulagement.

Le lendemain 18, cinquième jour de la maladie, j'appris que ce calme de la veille s'était prolongé jusque vers minuit; mais qu'à cette époque, il y avait eu recrudescence de tous les symptômes. La douleur de côté avait particulièrement redoublé d'intensité comme la veille; elle avait été le foyer d'irradiations névralgiques qui, avec une rapidité électrique, parcouraient le corps et surtout sa moitié gauche, avec crampes le long des membres de ce côté. Au début de tous ces accidents, frisson très-marqué; pendant ces crises, respiration anxieuse. La malade, en nous racontant ces détails, le lendemain matin, nous disait avoir éprouvé une véritable torture. Tout cet appareil de douleurs avait éclaté au milieu d'un frisson violent et prolongé.

Ce frisson n'était pas le premier, chacune des nuits précédentes il y en avait eu un vers la même heure, et, chaque fois, il avait été le signal du redoublement des accidents morbides.

A 9 heures du matin, l'anxiété de la nuit continuait

encore. Crachats sanguinolents , pneumoniques, répandus sur le drap. Pouls médiocrement ferme ; (2.e saignée de bras ; sang couenneux comme à la 1.re ; potion de 75 centigrammes de sulfate de quinine.)

Pendant la nuit du 18 au 19, de 2 à 3 heures , nouveau frisson, plus grande intensité de la douleur du côté gauche qui, d'ailleurs, ne discontinuait jamais complétement. Du reste , ces deux symptômes , le frisson et la douleur , moins prononcés que la veille. Au matin, persistance des accidents pneumoniques , savoir : crachats rouillés, visqueux, râles crépitants et même souffle bronchique , mollesse, humidité , paleur de la langue qui est presque exsangue , et cependant rougeur veineuse de la face et soif dévorante. (2.e potion de sulfate de quinine à 75 centigrammes.)

Le 20, au matin, mieux notable. La fièvre qui persistait dans l'intervalle des accès est presque nulle. Pendant la nuit, l'accès ordinaire a totalement manqué ; diminution notable de la douleur du côté gauche. Beaucoup moins de toux, d'oppression, de crachats rouillés. (3.e potion de sulfate de quinine 50 centigrammes.)

Le 21 et le 22, continuation du sulfate de quinine. Les accès n'ont plus lieu ; apyrexie complète , disparition de la douleur du côté et des crampes qu'elle réveillait , disparition de la matité thorachique et du râle crépitant. Décubitus indifféremment sur l'un ou l'autre côté. Encore un peu de toux ; région splénique ayant toujours été parfaitement sonore ; convalescence franche et rapide ; rétablissement complet. Je sais que , jusqu'à ce jour , la santé de cette femme ne s'est pas démentie.

Réflexions. Un fait à noter dans cette observation , c'est que , malgré l'intermittence de certains phénomènes , la congestion pneumonique se maintint au degré d'hépatisation dans tous les instants de cette maladie.

Les accès fébriles caractérisés par un frisson initial, violent , suivi de chaleur et de moiteur , puis d'une rémission très-notable avaient lieu vers minuit.

Quel était, pendant le paroxysme , l'état de la pneumonie qui siégeait exclusivement à gauche ? Nous ne pûmes le constater par nous-mêmes, mais l'augmentation de la dyspnée, du point de côté, de la toux, témoignent suffisamment de l'exacerbation des phénomènes congestionnels sous l'influence de l'accès fébrile.

Sous l'empire de la rémission, la pneumonie s'éclipsait-elle ? L'auscultation, la percussion pratiquées à ce moment, nous montrèrent évidemment qu'au milieu même d'une rémittence fébrile très-notable, la congestion pneumonique persista au degré même de l'hépatisation comme le prouvaient la matité du thorax et le souffle bronchique et le râle crépitant dans divers points.

Ainsi, la congestion viscérale ne parut point suivre d'une manière très-évidente les oscillations du mouvement fébrile. Elle demeura persistante, lorsque le pouls était à peine fébrile et que la rémission était le plus manifeste. En présence d'accès fébriles, intermittens, bien caractérisés, il y eut perpétuité de la fluxion pneumonique.

Cet ensemble de phénomènes disparates, et en apparence contradictoires, nous semble devoir être constaté.

Mais nous devons aussi signaler d'autres accidents qui semblèrent caractériser cette fièvre pernicieuse pneumonique.

Les accès, comme nous l'avons dit, avaient lieu vers minuit. L'apyrexie ne fut jamais complète, mais, pendant la dernière moitié du jour, le pouls se ralentissait très-sensiblement ; il conservait toujours, soit pendant la rémission, soit pendant le paroxysme cette depressibilité, ce tremblottement, l'un des caractères les plus essentiels des fièvres pernicieuses, trait caractéristique qui, du reste, n'avait point échappé à l'esprit investigateur des anciens. Cet état du pouls fut modifié dès les premières doses de sulfate de quinine.

L'aspect de la langue propre aux fièvres intermittentes de mauvaise nature, ne manquait pas non plus dans ce cas, elle était pâle, exsangue, large, et cependant la soif était dévorante.

Après le frisson initial et périodique, l'un des phénomènes qui fût le plus évidemment intermittent, fut la douleur qui siégeait dans le côté, ou pour mieux dire, dans le flanc gauche. Durant tout le cours de cette grave affection, le côté gauche fut endolori, mais à l'instant où le redoublement fébrile avait lieu, le point de côté à gauche acquérait une intensité extraordinaire et devenait l'accident dominateur et pernicieux de l'accès. Cette pleurodynie (car il n'y avait aucun signe d'épanchement pleurétique) avait toute l'apparence et toute l'acuité d'une affection névralgique ; du flanc gauche qu'elle occupait, elle irradiait comme d'un centre vers toute la moitié correspondante du torse qu'elle frappait de raideur et d'immobilité et vers les membres qui, à gauche surtout, étaient le siège de crampes. Les mouvements respiratoires pendant l'accès ne pouvaient s'opérer, et la malade, en proie à une véritable torture, paraissait sur le point de suffoquer.

Tel était le caractère de ces élancements névralgiques qui naissaient avec la fièvre, diminuaient avec elle, et qui purent servir avec l'accès fébrile lui-même à déterminer le type de l'affection.

La prédominance de ce symptôme permettrait de ranger cette pneumonie parmi les maladies de poitrine qu'observa Sarconne, et dans lesquelles la douleur thoracique était telle qu'elle devenait le phénomène essentiellement indicateur.

On voit que cette maladie fut complexe quant aux symptômes : car la rapidité avec laquelle elle céda devant le quinine, atteste assez sa nature essentiellement spécifique. Elle fut, disons-nous, complexe quant aux symptômes. Les uns, en effet, révèlent une pneumonie, les autres un élément véritablement névralgique, d'autres des accès fébriles bien complets : même variation dans cette scène morbide pour la succession des phénomènes. Les uns sont intermittents, les autres continus.

Sans autre réflexion pour le moment, nous signalerons enfin la coïncidence d'un état fébrile, intermittent et d'accidents pneumoniques et névralgiques localisés à gauche.

L'observation qui va suivre, est également un exemple de fièvre pernicieuse, pneumonique remarquable aussi par sa physionomie particulière, mais aussi surtout par la persistance de l'engorgement pulmonaire dans l'intervalle et dans l'absence même des accès fébriles.

2.º — *Fièvre pernicieuse, pneumonique. Accès en tierce. Lipothymies pendant l'accès. Hépatisation du poumon gauche. Saignées de bras. Guérison par le sulfate de quinine.*

Le 6 mars 1841, pendant que la bronchite capillaire régnait épidémiquement parmi les militaires de la garnison de Nantes, nous reçûmes à l'Hôtel-Dieu, salle 14, n.º 63, un jeune soldat de 20 ans, fusilier au 72.º de ligne; sa maladie datait de la surveille, 4 mars, et avait débuté par un violent frisson.

Le 6 mars, 3.º jour de la maladie, vers 2 heures de l'après-midi, au moment où ce militaire nous fut apporté sur un brancard, il avait de l'oppression, une douleur vive dans le côté gauche, la face si pâle, le pouls si tremblottant et si faible, que son état ressemblait presque à la syncope. D'ailleurs, membres immobiles, prostrés et frappés d'une certaine roideur. Quoique des traces d'une expectoration rouillée, sanguinollente, eussent permis de diagnostiquer une pneumonie, l'état de demi-défaillance dans lequel était le malade fit ajourner la saignée. (Application de larges synapismes aux extrémités inférieures et de 2 vésicatoires aux jambes.)

Le 7, 4.º jour de la maladie, à la visite du matin, dyspnée vive, toux, crachats rouillés, sanguinolents, respiration anxieuse, pouls fréquent, de médiocre fermeté, chaleur cutanée peu persistante, moiteur, douleur assez vive au côté gauche, râle crépitant et souffle bronchique dans le côté douloureux. Respiration parfaitement pure à droite. (Large saignée de bras, sang très-couenneux et rétracté.)

Le 8, 5.º jour, au matin, même état que la veille;

respiration toujours anxieuse, crachats rouillés et sanguinolents, souffle bronchique dans le poumon gauche.
(2.e saignée de bras et potion gommeuse avec tartre sti-
bié 25 centigrammes, et 12 gouttes de laudanum de Sy-
denham.)

Vers 2 heures 1/2 de l'après-midi, le malade est pris
d'épistaxis, de vomissements et de selles qu'il laisse
échapper dans son lit. Il est-pâle et dans un état demi-
syncopal, la faiblesse est telle que les assistants croient
qu'il va mourir.

Le 9, 6.e jour, on nous raconta la scène de la veille,
nous pensâmes qu'on avait pu se faire illusion sur la
nature et le degré d'intensité de ces accidents, et quoique la potion stibiée eût été prise à une époque déjà assez
éloignée de leur soudaine apparition, nous mîmes sur le
compte de ce remède les accidents de la veille.

Du reste, au moment où nous l'observions, c'était à
la visite du matin, l'amélioration était si prononcée, qu'a-
près tout, nous nous applaudissions de l'heureux résultat
que la potion stibiée semblait avoir produit. En effet, il
y avait alors un mieux très-notable, moins de souffle bronchique et même de râles crépitants dans le côté gauche;
moins de fièvre et d'oppression. A droite, intégrité parfaite de la respiration. Telle fut la situation du malade
pendant toute la journée du 9. (Diète, looch blanc, tisane
d'althæa.)

Le 10, 7.e jour de la maladie, la fièvre est encore très-
modérée; cependant, apparition de certains symptômes qui
n'existaient pas la veille : ainsi, teinte un peu violacée
de la face et des lèvres, oppression, râle crépitant dans
le poumon gauche; rien à droite, crachats toujours rouillés et sanguinolents. Il était évident que la congestion
pneumonique éprouvait une recrudescence. (3.e saignée
de bras, 2.e potion stibiée avec 12 gouttes de laudanum.)

Cette potion est prise dans la matinée et n'occasionne
aucune perturbation. Vers 2 heures de l'après-midi, le
malade tombe subitement dans un état tout-à-fait semblable à celui qui, à la date du 4, puis du 6, et à la même

heure, avait paru si alarmant. A ce 3.ᵉ accès, la pâleur est extrême, roideur des membres, lipothymies effrayantes, avec vomissements et selles liquides. La mort semble imminente. (Application de synapismes aux extrémités.) Diminution progressive de ces accidents.

Le 11, au matin, 8.ᵉ jour, un changement complet s'est opéré, peau fraîche, pouls faible et dépressible, mais presque apyrétique; le malade se dresse et reste facilement sur son séant pour se faire ausculter.

Un contraste si frappant avec l'état de la veille nous donna lieu de penser que cette pneumonie pouvait être compliquée d'accès de fièvre en tierce et sous forme syncopale. Du reste, l'intermittence n'aurait existé que dans l'appareil des mouvements fébriles : car, au milieu de ce mieux-être si remarquable, les phénomèmes pneumoniques ou locaux n'avaient pas cédé : ainsi, persistance de la douleur dans tout le côté gauche de la poitrine, matité et souffle bronchique très-marqués en arrière ; en avant, quelques râles crépitants et sous-crépitants, et respiration évidemment moins vésiculaire que dans l'état normal. A droite, partout pureté de la respiration et sonoriété parfaite. La rate n'est point tuméfiée. — Il n'y a point de matité dans l'hypocondre gauche. — Dans tout le cours de cette maladie, toux et expectoration presque nulles. Langue d'un brun noirâtre, croûteuse et sèche vers le centre, un peu rétractée. Ce matin, absence de diarrhée et de vomissements, qui, du reste, ne se sont manifestés que pendant les accès ci-dessus décrits. (Deux potions fébrifuges de 50 centigrammes de sulfate de quinine chacune. Sang., tisane de gomme.) La journée du 11 se passe sans accident.

Le 12, jour d'accès (9.ᵉ jour de la maladie), au matin, très-peu de fièvre, et cependant poumon gauche dans le même état que la veille. 50 centigrammes de sulfate de quinine en 5 pilules.)

Vers 3 heures de l'après-midi, heure ordinaire des accès, il se manifeste une légère épistaxis, et une rougeur très-notable de la face, mais point d'autres phénomènes.

Le 13 (10.ᵉ jour), pouls peu fréquent, mais plus fort, plus ferme qu'il n'a jamais été, teint moins pâle, langue plus humide, moins jaune, moins exsangue ; à gauche, respiration moins tubaire et traversée de quelques râles humides ; du reste, matité du son pulmonaire dans tout le côté gauche, et cependant l'appétit se prononce. (5 pilules fébrifuges, crême de riz, tisane de gomme.)

Les 14, 15, 16, apyrexie complète, mêmes signes stéthoscopiques dans le poumon gauche. (50, puis 40 centigrammes de sulfate de quinine ; vésicatoire sur le côté gauche.)

Le 17 et le 18, coloration faciale plus animée, râles pulmonaires plus humides et plus larges.

Le 19 et le 20, souffle bronchique continuant à s'effacer devant les progrès d'une crépitation plus humide et envahissant les points précédemment imperméables. Enfin, paraissent des râles muqueux d'un gros volume. Retour des forces, de l'embonpoint, convalescence. Le sulfate de quinine avait été continué, sans interruption, depuis le 16 jusqu'au 28 mars. A cette dernière époque, qui fut celle de sa sortie de l'hôpital, ce jeune soldat se sentait très-bien. Cependant, une dernière auscultation nous apprit qu'à gauche la respiration n'était pas encore aussi parfaite qu'à droite.

Réflexions. Nous trouvons encore ici co-existence d'accidents intermittents et des phénomènes continus : Il y a bien dans ce cas des accès fébriles en tierce, mais il y a aussi une pneumonie persistante, et qui l'est dans l'intervalle même des paroxysmes.

Les accès n'eurent pas, dans cette circonstance, une succession de périodes aussi distinctes que dans l'observation première. Ainsi, il n'y eut point de frisson initial décidé, il survenait bien de la chaleur et une réaction périphérique, mais il n'y eut ni sueur ni même de moiteur appréciable.

A défaut de ces phénomènes caractéristiques des accès fébriles, les rémissions furent très-prononcées. Les accès étaient en tierce et paraissaient vers deux heures de l'après-midi.

Bien que les accidents qui les dénotaient fussent survenus à deux fois différentes, peu d'heures après l'ingestion de potions stibiées, nous n'admettons pas là l'effet de l'émétique, car à son entrée, jour correspondant à un paroxysme, et avant l'emploi de toute médication, le malade se trouvait dans un état demi-syncopal.

Les phénomènes qui eurent, dans ce cas, le caractère véritablement paroxystique étaient des syncopes : la pâleur devenait effrayante, le pouls s'affaiblissait de plus en plus, il y avait presque perte de connaissance, et, après l'administration de la potion stibiée, il s'y joignit des vomissements et des selles.

Au bout de quelques heures, ces accidents se dissipaient, et le malade était assez fort et assez libre de ses mouvements pour se tenir sur son lit, afin de se faire ausculter. Il ne restait aucune trace de ces accidents et l'apyrexie était presque complète.

Le seul vestige de la maladie qui se manifestât alors au milieu de ce silence de la fièvre, était l'appareil bien caractérisé d'une pneumonie : le crachoir était teint de crachats visqueux et rouillés, le râle crépitant et le souffle bronchique, la matité du son existaient sans discontinuation dans le poumon congestionné.

Et, chose remarquable ! cette pneumonie, qui avait envahi l'un des côtés du viscère, ne sembla point encore modifiée par les rémissions fébriles. Celles-ci étaient complètes, et la fluxion pneumonique ne semblait point rétrograder.

Ainsi, ces deux éléments essentiels, distincts et cependant probablement contemporains d'une seule et même entité morbide ne marchèrent point parallèles. L'appareil fébrile fut intermittent, et la fluxion viscérale continue, persévérante. Toutefois, malgré cette contradiction apparente, ces deux éléments de la fièvre pneumonique en question, finissent par céder devant le même traitement.

Il existe pourtant encore ici une différence : les accès fébriles et les syncopes coïncidentes disparurent tout d'abord devant une dose suffisante de sulfate de quinine.

— 15 —

La congestion pneumonique survécut aux paroxysmes et
ne disparut que graduellement sous l'influence prolongée
du même médicament.

Indépendamment de ces deux observations, nous em-
prunterons à différents auteurs d'autres faits tendant également à prouver que, dans la fièvre pneumonique pernicieuse, il y a deux ordres d'accidents morbides : des
phénomènes véritablement intermittents périodiques,
d'autres continus et persévérants ; qu'aux premiers, ap-
partient l'appareil fébrile ; et, aux seconds, la fluxion pneumonique ; et, qu'en définitive, les uns et les autres se
guérissent par le même traitement ; dernière circonstance qui établirait une véritable identité de nature entre
deux éléments morbides, très-différents au point de vue
symptomatiques.

3.º *Observations empruntées à un travail de M. le docteur Grifoulière.* (*Mémoires sur la pneumonie rémittente épidémique qui a régné pendant l'hiver de 1832,
dans le canton d'Aubin, Aveyron. — Gazette médicale,* année 1833, p. 473.)

La première observation que cite l'auteur, nous montre
une pneumonie dont le caractère rémittent fut d'abord
équivoque, et qui, plus tard, se dessina par des traits
évidents. Il y avait, chaque nuit, des paroxysmes bien
tranchés avec délire, et suivis d'une rémission incontestable.

Que devenait la congestion pneumonique pendant ces
alternatives de paroxysmes et de rémissions qu'il fallut
combattre par l'anti-périodique ?

L'auscultation et la percussion nous montrent que,
dans ce cas, malgré une rémittence manifeste, la double
pneumonie était toujours présente ; et que sa perpétuité se
révélant par le souffle bronchique, le râle crépitant, la
matité du son formait un contraste bien frappant avec le
calme qui avait succédé au délire et à l'agitation fébrile
de la nuit.

Au point de vue du traitement, ces deux éléments morbides, les paroxysmes fébriles et la congestion pneu-

monique ne marchèrent point non plus de pair. Sous l'empire du sulfate de quinine, les accidents paroxystiques
disparurent bien avant la congestion, qui ne céda que
d'une manière progressive.

Une deuxième observation de M. le docteur Grifoulière
nous a montré, d'une part, un état d'hépatisation de la
presque totalité du poumon droit avec un peu d'engouement bronchique à la racine du gauche; d'autre part,
des alternatives très-régulièrement périodiques d'exacerbation et de rémittence ; pendant ces rémittences , l'hépatisation du poumon droit ne rétrogradait point, rien n'an-
nonçait que la fluxion viscérale se fût amoindrie par le
fait de la rémission fébrile ; la matité du son et la crépitation, le souffle bronchique se manifestaient encore : ils
n'avaient point fait défaut.

Une troisième observation du même auteur peut être
invoquée pour appuyer notre thèse. Ce cas fut remarquable tant par l'évidence des accès, que par la perpétuité
de la fluxion pneumonique dans l'intervalle même de ces
accès.

Ces exacerbations avaient lieu chaque nuit, et leur début était signalé par des frissons.

Pendant la rémittence de la fièvre, il n'y avait point de
discontinuation des accidents pneumoniques : ainsi, persistance de la douleur de poitrine, des crachats striés, de
l'accélération des mouvements respiratoires, de l'hépatisation du poumon gauche, depuis sa base jusque vers le
milieu de sa hauteur.

Pendant l'état presque apyrétique qui, dans ce cas,
suivit le quatrième paroxysme, l'hépatisation demeura
stationnaire, le fait fut constaté au milieu même d'une rémittence très-manifeste et lorsque déjà le sulfate de quinine avait été administré.

Par suite de ce traitement, le sixième paroxysme ayant
manqué, il n'y avait pourtant guère de diminution dans la
congestion du poumon. Enfin, lorsque déjà trois ou quatre exacerbations avaient manqué, la pneumonie ne se
trouvait encore qu'en voie de résolution.

Réflexions. Ces faits sont donc à ajouter à ceux qui prouvent que l'intermittence de certains accidents paroxystiques n'entraîne pas nécessairement l'intermittence de la fluxion pneumonique, et que, dans l'ordre de leur disparition sous l'influence du quinine, celle-ci ne se dissipe qu'assez long-temps après les premiers.

Sous tous ces rapports, il y aurait peut-être un parallèle à établir entre la fluxion viscérale de la fièvre pneumonique et l'engorgement de la rate propre à la fièvre intermittente.

En effet, l'engorgement de la rate n'a point l'allure périodique des accès fébriles coïncidants; il persiste pendant les intervalles d'apyrexie, tout comme la fluxion pneumonique survit aux paroxysmes concomitants.

Même similitude dans le mode de terminaison sous l'influence du quinine : les accès cèdent en premier lieu, puis ensuite l'engorgement splénique. N'en est-il pas de même dans la fièvre pernicieuse pneumonique ? Les accidents paroxystiques disparaissent tout d'abord, et la résolution complète de la fluxion pulmonaire ne se fait que plus tard et avec beaucoup plus de lenteur.

Nous avons examiné l'état du poumon pendant les intervalles d'apyrexie ou de rémittence que peuvent laisser les fièvres pneumoniques ; et nous devons dire que les mêmes faits, qui attestent la perpétuité de la fluxion viscérale, semblent démontrer en même temps que, sous l'empire de l'accès, les accidents congestionnels deviendraient plus intenses. La persistance de l'engorgement pneumonique au degré même d'hépatisation dans l'intervalle des accès et malgré l'apyrexie, n'exclut point l'influence que des paroxysmes successifs peuvent exercer sur une fluxion déjà formée et existante.

L'observation démentirait une pareille induction. Les faits que nous avons cités comme attestant la perpétuité de la fluxion pneumonique, pourraient aussi servir à prouver qu'avec chaque exacerbation, la toux, l'oppression, la douleur de côté, le râle crépitant, l'expectoration rouillée se caractérisaient davantage.

Mais ce ne fut qu'assez rarement que la récrudescence périodique des accidents pulmonaires aurait pu suffire pour révéler la nature de la maladie.

Il fallait un autre ensemble de phénomènes pour établir le vrai diagnostic. En un mot, ce ne fut pas la marche de la pneumonie qui mit ordinairement sur la voie de l'intermittence. Ce fut souvent l'apparition périodique de symptômes hétérogènes et surajoutés : ce fut, par exemple, tout l'appareil d'un accès fébrile, frisson, chaleur, moiteur, sueur même ; ce fut un délire nocturne suivi, le matin, d'un calme que l'approche de la nuit suivante voyait finir ; ce furent des phénomènes étranges, tels que des douleurs atroces dans telle ou telle partie du corps et qui n'avaient qu'une durée paroxystique.

De sorte que l'application du sulfate de quinine à ces pneumonies insidieuses ressortait plutôt du type de certains symptômes concomitants que de celui de la fluxion viscérale elle-même.

DEUXIÈME SÉRIE DE FAITS. — *La fièvre pneumonique affecte-t-elle, dans l'organe respiratoire, un mode spécial de localisation ?*

Nous arrivons à la seconde partie de notre travail. Nous nous sommes demandé si les fluxions pneumoniques coïncidant avec des accès fébriles, graves, et nécessitant par suite l'emploi du quinine n'affectaient pas dans l'organe respiratoire un siége de prédilection.

Cette question nous a été suggérée par les rapports bien connus qui existent entre les affections intermittentes et l'un des principaux viscères de l'hypocondre gauche. On voit que nous voulons parler de la rate.

Il résulte, en effet, d'observations très-positives, que la rate est l'organe essentiellement manifestateur de la fièvre intermittente, et que, sur cent cas de fièvre intermittente simple, elle est au moins quatre-vingt-dix fois engorgée.

Nous nous sommes donc demandé si la pneumonie du côté gauche ne pouvait pas, sous l'influence de certaines circonstances peu connues susciter, en raison du voi-

sinage de la rate , quelques complications fébriles intermittentes, tout comme la pneumonie du poumon droit
entraîne assez souvent avec elle la manifestation d'accidents bilieux.

Si la pneumonie qui se déclare dans l'atmosphère du
foie donne lieu à tous les symptômes de la pneumonie
dite bilieuse , pourquoi ne pourrait-il pas arriver que la
pneumonie qui éclate dans l'atmosphère de la rate se
compliquât de phénomènes intermittents.

Telle était l'induction que nous établissions. Mais des
faits suffisamment authentiques pouvaient seuls lui donner
une sanction. Nous avons donc été à la recherche dans
les auteurs d'observations de fièvres pernicieuses pneumoniques, nous informant avant tout de leur mode de
localisation dans l'appareil pulmonaire.

Le résultat général que nous avons obtenu sur une
masse assez imposante de faits, c'est que dans les fièvres
pernicieuses pneumoniques, la pneumonie existe plus
fréquemment à gauche qu'à droite; résultat contraire
aux chiffres concernant la répartition de la pneumonie
inflammatoire entre les deux moitiés de l'organe pulmonaire. On sait, en effet, que la pneumonie guérissable
par les antiphlogistiques est deux fois plus fréquente à
droite qu'à gauche.

Parmi les faits qui servent de base à ces études sur
le mode de localisation des fièvres pernicieuses dans
l'appareil thoracique, nous citerons en première ligne
l'histoire d'une épidémie de fièvres pleurétiques, racontée par Strack; nous avons traduit le chapitre qui en
contient la relation. Il est intitulé : *Febris intermittens
quæ pleuritidem mentitur.* L'importance que nous a semblé présenter ce fait collectif, en fera, je pense, ex-
cuser la longueur.

1.º « Pendant les années 1751 et 1752, dit Strack, une
douleur pleurodynique, de nature intermittente, attaqua
beaucoup d'habitants de la ville de Mayence, et devint
même fatale à quelques-uns de ceux qui avaient déjà les
poumons malades ou une constitution détériorée. Il y
eut même des sujets naturellement robustes qui furent

en danger de mort, et qui succombèrent, pour n'avoir point eu recours à l'écorce du Pérou, mais seulement aux remèdes en usage habituel dans les cas d'affection pleurétique. Quelques-uns, du reste, guérirent par le bénéfice de la nature.

» Chez un grand nombre, la maladie, après avoir traîné en longueur, déposa le masque de la pleurésie, et manifesta clairement sa nature, par le retour périodique d'accès de fièvre. La guérison ne put alors être douteuse.

» Je vais, *dit Strack*, décrire la maladie propre à cette constitution médicale. Le début avait lieu par un sentiment de froid, puis venait la chaleur, qui durait, sans discontinuation, jusqu'à la fin de la maladie.

» Avec l'accès lui-même, paraissait une douleur aiguë, qui se manifestait avec plus d'intensité dans le côté gauche que dans le côté droit. Puis, soif vive, nausées et souvent envies de vomir; du délire, dès que, pour prendre du sommeil, les malades fermaient les yeux, et ce délire persistait pendant la veille; pouls fréquent et vif. Tels étaient les symptômes de la fièvre à son plus haut degré. La chaleur restait la même au milieu des accès désordonnés de ces fièvres.

» Les exacerbations affectaient plutôt le type quotidien que le tierce, jamais le type quarte. Dans le cours de ces paroxysmes éclatait un délire furieux, une turgescence pyrétique, de la jactitation, de l'inquiétude, des angoisses précordiales.

» Cependant, la douleur aiguë de côté se maintenait la même qu'à son début, et ne s'amendait en rien pendant la rémission. A cette douleur, se joignait une toux véhémente, n'amenant que peu ou point d'expectoration, parfois aussi d'abondants crachats, blancs ou teints de sang.

» Ils étaient expectorés, tantôt dès l'invasion de la maladie, d'autres fois, plus tard, le 5.ᵉ jour par exemple; d'autres fois, ces phénomènes manquaient.

» Ces modifications dans le fait de l'expectoration n'eurent aucun résultat sensible. L'expectoration ne fut par elle-même d'aucun avantage.

» Au 3.ᵉ jour, quelquefois au 4.ᵉ, survenaient d'abondantes évacuations alvines, aqueuses, putrides, d'une odeur cadavéreuse pendant trois, cinq jours et plus, et qui laissaient le malade dans la plus grande faiblesse. Aucun des sujets atteints n'échappa à ce flux de ventre. La toux et les crachats, dans cette épidémie, continue Strack, méritèrent une considération spéciale. Chez les uns, les crachats parurent promptement; chez les autres, tardivement; chez les uns, abondants; chez d'autres, nuls. Tantôt il y avait éjection facile d'une lymphe copieuse, d'autres fois, ce n'était qu'avec difficulté qu'il en était rendu une petite quantité. Ces crachats furent diversement colorés, ils étaient blancs, jaunes, roussâtres, teints de sang, bleuâtres et même verts. Cette diversité de coloration, ajoute l'auteur, semblait provenir de la date plus ou moins ancienne des altérations pulmonaires pleurétiques ou de celles du sang lui-même.

» Les moyens qui réussissent ordinairement à rendre les crachats plus gras demeurèrent sans effet; que leur quantité fût médiocre, nulle ou abondante, il n'en résulta aucun effet certain. La fin de la fièvre et le retour des forces furent quelquefois le signal de l'expectoration.

» Ce qui est surtout digne de remarque, c'est que la toux sèche, au milieu des paroxysmes fébriles, devenait humide pendant la rémission. Puis, dès que la fièvre semblait céder à l'influence de l'écorce du Pérou, les crachats s'échappaient avec grande liberté. La fièvre, une fois détruite, rien de semblable n'avait plus lieu.

» La difficulté et la sécheresse de la toux persistèrent tant que le vrai remède ne fut pas employé, et que la fièvre fut abandonnée à elle-même. La toux devint, au contraire, d'autant plus promptement humide et facile, que le quinquina fut plus tôt administré. Quelquefois cette médication suffisait pour faire disparaître, en même temps, la toux et la douleur de côté, sans expulsion, d'ailleurs, d'aucun crachat.

» Et certes, dit Strack, elle fut terrible, l'allure de cette affection, surtout dès que les accès devenaient quotidiens, double-tierces, ou subintrants.

» La persistance de la chaleur, au milieu de ce désordre de mouvements pyrétiques, ne permettait pas de concevoir le soupçon d'une fièvre intermittente, et la maladie était plutôt prise pour une vraie pleurésie.

» Tout le danger dépendait du travestissement de la diathèse morbide. Cette douleur de côté ne recevait aucun amendement des remèdes vulgairement connus qui soulagent si habituellement tous les autres pleurétiques.

» Il s'ensuivait qu'il était du plus haut intérêt de diagnostiquer cette affection, de savoir si c'était une pleurésie vraie ou une fièvre intermittente.

» Voici, ajoute Strack, quels étaient, dans ces cas, les moyens de diagnostic : un engorgement de la rate, semblable à celui qui succède à la fièvre intermittente, venait à se manifester : le sujet avait eu naguère une fièvre intermittente qui n'avait été combattue que par des doses insuffisantes de quinquina ; les remèdes qui réussissent habituellement contre la pleurésie étaient inefficaces ; cette affection était épidémique, et l'emploi du quinquina procurait une guérison rapide.

» Avec la réunion de toutes ces circonstances, on pouvait prononcer avec toute certitude que cette douleur aiguë de côté était de la nature des fièvres intermittentes.

» Tel était, en effet, dit Strack, le génie de la maladie que nous venons de décrire et qui se termina au commencement de 1754.

» Il est, de plus, important de savoir, ajoute-t-il en terminant, que la plupart de ceux qui en furent atteints avaient eu, peu auparavant, soit la fièvre intermittente, ou des fièvres traînant en longueur, et que l'on pourrait à peine citer un cas de mort parmi ceux qui furent traités à temps de cette maladie.

» Ces faits résultèrent, dit notre auteur, de l'observation de plus de trente malades. Ceux qui traînaient cette fièvre déjà depuis long-temps exigèrent une plus grande quantité de quinquina pour se guérir parfaitement et empêcher le retour de la douleur de côté. A l'appui de cette description, Strack cite un fait particulier que nous avons cru devoir reproduire.

» En 1751, un homme de 36 ans, naturellement maigre, après une fièvre quarte de longue durée, fut atteint d'ictère. Puis, libre de fièvre, il recouvra la santé et un vif appétit. Peu après, le 4 janvier, il ressentit, dans le côté gauche, une douleur aiguë, avec froid et ensuite chaleur vive, en même temps se déclara une toux déchirante ; le soir, souvent du délire, une grande agitation et des mouvements désordonnés.

» Une première saignée, puis une seconde furent aussitôt pratiquées ; on eut recours aux moyens antiphlogistiques, aux fomentations émollientes sur le côté douloureux. Néanmoins, cette douleur et le délire n'éprouvèrent, pendant la nuit, aucune diminution.

» Le jour suivant, éruption d'une sueur odorante, retour de l'intelligence, sédiment briqueté dans les urines ; la langue était sale ; sur les dents était un enduit glutineux tel qu'on en voit après un accès de fièvre intermittente. Cependant, continuation non interrompue d'une chaleur intense, de la soif, de la douleur aiguë du côté gauche. A cet accident se joignit une diarrhée abondante, putride, d'odeur cadavéreuse, durant cinq jours, qui plongea le malade dans une faiblesse profonde.

» En raison de ces symptômes qui me semblaient, dit Strack, caractéristiques d'une fièvre intermittente, et que, d'ailleurs, il venait d'en être tout récemment délivré, je lui donnai, pendant les courtes rémissions de la chaleur, du quinquina par doses fractionnées jusqu'à la valeur de deux onces.

» Son état ne fut point modifié : même douleur aiguë dans le côté gauche, même toux ; le soir, exacerbation de la chaleur ; pendant la nuit, même délire, même anxiété précordiale. Le matin, sueurs odorantes et urines épaisses. La connaissance revint, mais il se manifesta un débordement du ventre, qui déprima et abattit les forces du malade. Les évacuations ne s'arrêtèrent qu'à la fin du cinquième jour. Au neuvième, après cinq onces d'écorce, le malade, libre de toute douleur, de chaleur et de soif, entra en convalescence, eut du repos pendant la nuit. Les urines devinrent limpides, l'appétit se prononça, et les forces ne tardèrent pas à revenir. »

Réflexions. Bien que dans l'épidémie racontée et observée par Strack nous n'ayons point l'auscultation et la percussion pour nous révéler la nature anatomique de l'affection, et en délimiter d'une manière précise la localisation, les faits indiquant l'appareil organique particulièrement affecté se manifestent avec la dernière évidence.

D'abord, ce fut bien une maladie thoracique ou intra-thoracique : le principal symptôme, celui qui servit à la dénommer, fut une douleur de côté qui, habituellement, était plus intense à gauche qu'à droite. *Cum ipsâ accessione ortus acutus magis in sinistro quàm in dextro latere dolor.* Cette douleur persistait pendant toute la maladie. Son apparition en signalait le début et ne cessait qu'avec les autres accidents. Cette douleur n'était point intermittente, quelles que fussent les oscillations de la fièvre ; elle se manifestait constamment et toujours avec le même degré d'intensité. Ce point de côté avait toute l'apparence d'un point pleurétique. Il s'accompagnait, de plus, d'autres phénomènes bien propres à faire croire, dans ce cas, à l'existence d'une maladie aiguë de poitrine, guérissable par les antiphlogistiques. Il y avait là une toux déchirante, tantôt sèche, tantôt avec expectoration copieuse et variable quant à l'aspect, mais fréquemment sanguinolente. L'oppression était grande, et les troubles respiratoires fortement prononcés.

Tel était le cortége de cette douleur de côté, d'apparence pleurétique, et qui, suivant les expressions formelles de l'auteur, prédominait ordinairement à gauche.

Malgré l'absence de l'auscultation et de la percussion, il est évident que cette affection, qui se prolongea pendant deux années, était une maladie de poitrine d'aspect pleurétique et catarrhal. L'auteur a pris même le soin d'indiquer la localisation la plus habituelle de la douleur de côté, en disant qu'elle se faisait particulièrement dans le côté gauche. Voilà pour l'élément organique de la maladie.

Maintenant, quelle était sa nature médicale? Il est non moins évident qu'elle était intermittente, et Strack la dénomme *Febris intermittens quæ pleuritidem mentitur.*

Les faits qui justifient cette appellation et qui attestent la nature intermittente de cette maladie, sont évidents :

Il y avait, conjointement avec les troubles respiratoires, des accès fébriles le plus souvent quotidiens, quelquefois tierces. Il y avait un délire nocturne coïncidant avec le paroxysme, et disparaissant avec lui. La douleur pleurétique, fait dominant de cette diathèse fébrile, se transformait parfois en accès bien décidés, ou se terminait à la manière des fièvres intermittentes, par une *herpes labialis* critique. La maladie était rebelle à la saignée et à tous les remèdes antiphlogistiques, et cédait à l'emploi exclusif du quinquina, qui fut, dans ce cas, le remède véritablement curatif. Cette pleurésie larvée s'accompagna parfois d'engorgement de la rate, succéda à de vrais fièvres intermittentes, qui s'étaient prolongées ou n'avaient été traitées que par des doses insuffisantes de quinquina.

Voilà des faits qui justifient surabondamment la dénomination que lui a imposée Strack : *Febris intermittens quæ pleuritidem mentitur.*

Il y eut donc ici coïncidence d'accidents thoraciques, de phénomènes intermittents et affection habituelle et spéciale du côté gauche de la poitrine.

Sans rechercher la connexité qui peut exister entre cette triple série de faits, bornons-nous à les constater, et poursuivons nos recherches sur les rapports qui peuvent exister entre la localisation des fluxions pneumoniques à gauche et le développement de phénomènes intermittents.

2.º Dans un mémoire de M. le docteur Punlous (*Revue Médicale*, 1834, t. 3, p. 38), se trouvent quatre observations de pneumonies remittentes doubles tierces, traitées, et trois d'entre elles guéries par le sulfate de quinine. Toutes les quatre siégeaient exclusivement à gauche et s'accompagnaient de douleurs lancinantes et gravatives dans ce même côté.

3.º Une observation de M. Fleury (*Journal Universel*, t. LIV, p. 354) fournit un cas de péripneumonie intermittente, avec accès fébriles complets et congestion pneumonique bien caractérisée. Le poumon gauche fut exclusivement affecté, et le malade ressentait de ce même côté du thorax une douleur aiguë et une profonde anxiété.

4.º M. Cazentre, de l'Hôtel-Dieu de Bordeaux, a publié, dans la *Lancette Française*, t. 8, p. 343, une observation de pneumonie pernicieuse, avec accès en tierce et douleur intolérable au-dessous du sein gauche, pendant le paroxysme. Cette pneumonie siégeait encore à gauche.

5.º M. Piorry, dans sa clinique médicale, rapporte un cas de pneumonie avec fièvre par accès, le soir. Cette pneumonie était à gauche et en bas, par conséquent sur un point très-voisin de la rate, qui n'était pas hypertrophiée.

6.º Les deux observations de fièvres pernicieuses qui nous sont propres, et que nous avons citées au commencement de ce mémoire, siégeaient exclusivement à gauche et inférieurement. Les accidents paroxystiques semblaient avoir pour foyer le côté gauche. Ainsi, dans l'un de ces faits, toute la partie gauche du thorax était frappée, surtout pendant l'accès, de douleurs qui entravaient la respiration et irradiaient dans tout le torse, et principalement dans sa moitié gauche.

Dans l'autre observation, le fait dominateur du paroxysme était aussi une douleur au côté gauche et des lipothymies. Le type de la fièvre fut quotidien, dans le premier de ces cas; tierce, dans l'autre. Dans aucun d'eux, la rate n'était sensiblement engorgée.

7.º Alibert emprunte à Laulter une observation de fièvre ataxique intermittente, péripneumonique ou pleurétique, et qui s'accompagnait d'une douleur excessive dans le côté gauche.

8.º Dans la description générale que Strack donne de son épidémie de pleurésies larvées, épidémie qui fut remarquable par son allure intermittente et son mode de localisation thoracique, nous trouvons intercalés deux exemples de pleurésies larvées. Ces deux affections, qui étaient de nature intermittente, siégaient à gauche.

9.º M. le docteur Chardon (*Gazette médicale*, 1834, p. 253), cite un cas de pleuro-pneumonie rémittente qu'il guérit par le sulfate de quinine. Cette pneumonie siégeait à gauche et s'accompagna d'accès double-tierce. Le sujet atteint de cette fièvre pneumonique présentait en même temps les signes d'une induration partielle du poumon droit. Cette dernière affection fut guérie par une application de deux fonticules vis-à-vis le point malade, de même que la fluxion fébrile du poumon gauche avait été emportée par le sulfate de quinine.

10.º Les observations déjà mentionnées de M. Grifoulière nous suggèrent les réflexions suivantes.

L'une de ces pneumonies rémittentes siégeait aussi exclusivement à gauche. La partie postérieure du poumon était hépatisée depuis sa base jusque vers le milieu de sa hauteur. Vers l'angle inférieur de l'omoplate gauche existait une douleur qui, pendant le paroxysme de la nuit, devenait excessive, anxieuse, et arrêtait la respiration. Avec cette douleur coïncidait un phénomène singulier, prédominant aussi du côté gauche du corps. L'artère radiale, à l'un et l'autre bras, semblait avoir diminué de diamètre ; mais le fait était surtout sensible au bras gauche, où le pouls était plus petit qu'au bras droit, et même presque filiforme. Ce phénomène se rattachait à la fièvre, car le sulfate de quinine le fit disparaître avec la pneumonie et les autres troubles fébriles.

11.º Trois autres observations du même auteur semblent,

au premier abord, en contradiction avec les faits précédemment énoncés. En effet, ces pneumonies sont doubles, mais l'une d'elles prédominait dans les zones postérieures et inférieures du poumon gauche ; une seconde présentait également de l'engouement dans les mêmes points.

Enfin, la troisième prédominait à droite. Mais le phénomène dominateur d'un des plus graves paroxysmes se manifesta dans la moitié gauche du torse. Ce fut une douleur dans toute l'étendue du bras gauche, douleur intolérable, avec perte de la sensibilité tactile, et qui, à la fin de l'exacerbation, diminua avec tous les autres accidents paroxystiques.

Ainsi, bien que, dans ce cas, la fluxion pneumonique prédominât à droite, n'est-il pas singulier d'avoir à signaler en même temps la participation que prit à cette maladie le côté gauche du torse, en devenant le siége d'un accident véritablement paroxystique, et de quelques autres sensations douloureuses qui s'y manifestèrent dans le cours de cette affection.

Un cas à peu près analogue s'est présenté à notre observation. C'était une fièvre pneumonique siégeant exclusivement à droite. Toutefois, l'épaule gauche était le siége d'une douleur qui redoublait pendant le paroxysme.

Il résulterait de nos recherches que les cas de fièvres pernicieuses pneumoniques, avec congestion localisée à gauche, sont en grande et incontestable majorité ; mais nous devons à notre impartialité d'investigateur d'avouer que nous avons rencontré des faits exceptionnels, et bien que tels nous avons dû les enregistrer. Nous n'avons trouvé que six faits de cette espèce, savoir, des cas de fièvres pneumoniques, avec fluxion siégeant exclusivement à droite : ce sont les suivants :

12.° M. Blaud, de Beaucaire (*Revue Médic.*, 1832, t. 3, p. 7) rapporte un cas de fièvre intermittente insidieuse, d'abord péripneumonique, puis cérébrale. La pneumonie siégeait exclusivement à droite : le sulfate de quinine triompha de cette maladie complexe.

13.° MM. Roche et Sanson (*Pathol. Medico-Chirurgicale*) citent une fièvre intermittente, dont les accès s'accompagnaient de congestion pneumonique à droite.

14.° Ambroise Laennec (*Jour. de la Section de Médecine de Nantes*) rapporte deux cas de pleuro-pneumonie pernicieuse, siégeant, l'une et l'autre, du côté droit, avec paroxysmes évidents. L'une de ces maladies se termina par une fièvre tierce.

15.° M. Gouzée, médecin principal de l'armée et de l'hôpital militaire d'Anvers (*Archives générales de Médecine*, 1834, t. 4, p. 67), décrit un cas de fièvre pneumonique, dans laquelle nous trouvons simultanéité d'accès de fièvre et de congestion pneumonique à droite.

Réflexions. Voilà des exemples non moins authentiques de fièvres pneumoniques localisées à droite. Ce sont les seuls que nous ayons pu trouver dans les auteurs, et on voit qu'ils contrastent par leur minorité avec les observations tendant à prouver que les pneumonies compliquées d'intermittence affectent plutôt la moitié gauche du viscère que la moitié droite.

Il nous semblerait toutefois bien prématuré de vouloir tirer quelque conclusion définitive d'un nombre aussi limité de faits, et parmi lesquels il s'en trouve même de contradictoires. Aussi ces recherches ne doivent elles être considérées, ainsi que nous l'avons exprimé au commencement de ce travail, que comme de simples études sur les rapports qui peuvent exister dans les fièvres dites pneumoniques entre la localisation de la fluxion dans telle ou telle partie du viscère et l'explosion d'accès fébriles nécessitant l'emploi immédiat du sulfate de quinine. Les données qui ressortiraient de l'élucidation d'un tel point de vue ne pourraient qu'éclairer le diagnostic des fièvres pernicieuses pneumoniques, et il ne serait point inutile, en effet, de savoir que la pneumonie du côté gauche pourrait compter parmi les circonstances qui prédisposent à ces dangereuses maladies.

Si nous enregistrons comme un fait de quelque valeur la prédilection que dans le cas de fièvres pneumo-

niques pernicieuses, la congestion semble affecter pour
le côte gauche, c'est que ce fait clinique n'est pas, suivant nous, un fait isolé et sans analogue.

Il est pour nous un article de conviction médicale.
c'est que, sous l'influence des accès fébriles, il y a
une convergence incontestable de mouvements et de
fluxions vers la moitié gauche du corps : sur cent cas
de fièvres intermittentes simples, la rate est au moins quatre-vingt-dix fois engorgée. Le lombago et la courba-
ture des accès fébriles sont en général plus marqués à
gauche qu'à droite, et il n'est pas rare qu'avec le frisson
initial se manifestent quelques douleurs fugaces dans
l'hypocondre gauche. Parmi les fièvres pernicieuses ce
sont celles qui affectent les organes situés dans la moitié
gauche qu'on observe le plus fréquemment, c'est la car-
dialgique, la fièvre syncopale ; le cœur est de tous les
viscères celui qui est le plus habituellement impres-
sionné dans les fièvres d'accès : qui ne connaît ce pouls
vide et tremblottant, indice immanquable et infaillible
des paroxysmes pernicieux ? Si nous interrogions les fièvres locales, je pourrais citer des faits analogues ; ainsi
la névralgie intercostale si commune chez les femmes
et siégeant habituellement à gauche, se complique fréquemment d'intermittence, la sciatique et les douleurs
néphrétiques du côté gauche ont plus de tendance à
prendre l'allure périodique que celle du côté droit.

Voilà des faits qui résultent pour nous d'observations
positives et bien souvent répétées ; et, à ce sujet, notre
préoccupation est telle (et nous la croyons fondée) que
lorsqu'au début, ou dans le cours d'une maladie, nous
observons une douleur, une fluxion, une convergence,
soit humorale, soit névralgique vers la moitié gauche
du corps, nous ne pouvons nous défendre de penser à l'intermittence, et cette préoccupation, nous le répétons,
est appuyée sur des vérifications nombreuses, très-di-
verses et souvent répétées.

On le voit, la prédilection de la pneumonie fébrile
pernicieuse pour le côté gauche de la poitrine ne serait

point un fait sans connexion , mais il se rattacherait à
une loi plus générale , à la convergence qui pousserait
vers le côté gauche du corps toutes les fluxions de nature
intermittente. Cette moitié du corps serait particulièrc-
ment le département des affections périodiques , et la
rate n'aurait pas ainsi le privilége exclusif de manifester cette diathèse fébrile. Ce même privilége appartien-
drait aussi aux organes situés dans son atmosphère.

Je sais qu'ici je ne transmets pas des formules scien-
tifiques, mais bien de simples aperçus , et je sens l'in-
suffisance de semblables assertions et la nécessité d'un
contrôle et d'une vérification.

C'est précisément ce besoin de preuves qui m'a fait
entreprendre ces recherches. J'ai voulu vérifier par des
faits authentiques, si, en effet , la fièvre pernicieuse
pneumonique affectait une prédilection spéciale pour le
côté gauche de la poitrine, et les chiffres que nous avons
cités auraient paru, à quelques exceptions près, confirma-
tifs de cette présomption fondée comme nous l'avons dit
sur des analogies.

L'ensemble de ce travail montre que nous avons principalement en en vue l'élément anatomique ou congestionnel des fièvres pernicieuses pneumoniques. Nous
l'avons considéré dans son allure à travers les oscillations
paroxystiques, et dans son mode de localisation, au sein
de l'appareil respiratoire, et nous sommes arrivés aux
conclusions suivantes :

1.º Les fièvres rémittentes ou intermittentes pneumoniques résultent de deux éléments essentiels : un élément
fébrile et un élément congestionnel.

2.º La marche de ces deux facteurs d'une seule et
même maladie est différente. L'un affecte une allure périodique intermittente, l'autre est persévérant, au mileu
même des oscillations paroxystiques.

3.º C'est du premier, ou de la diathèse fébrile, que
ressortent à la fois les moyens de diagnostic et les prin-
cipales indications curatives. La valeur de l'élément vis-
céral est grande assurément; mais, ici, elle n'est que

secondaire et subordonnée au type fébrile, qui règle la conduite du médecin.

4.º La congestion pulmonaire, coïncidant avec cette fièvre spéciale, ne paraît pas symptomatiquement différente des pneumonies ordinaires. Elle persiste dans l'intervalle des accès, et l'augmentation qu'elle peut subir au moment du paroxysme ne suffirait pas, sans l'intervention de l'appareil fébrile, pour révéler la nature intermittente de l'affection.

5.º Quant au mode de localisation de la fièvre pneumonique, il nous a semblé qu'elle s'effectuait le plus souvent à gauche, et que, dans ce cas, la congestion pneumonique était aux accès fébriles coïncidents, ce qu'est aux fièvres intermittentes simples l'engorgement si fréquent et si habituel de la rate.

6.º Nous avons terminé notre travail par quelques aperçus, desquels il résulterait pour nous que les congestions ou fluxions sanguines, humorales ou nerveuses, qui s'opèrent sous l'influence de la diathèse intermittente convergent en général vers la moitié gauche du corps, et que les organes situés sur cette ligne seraient le plus habituellement le foyer ou le point convergent de cette espèce de manifestations fébriles.

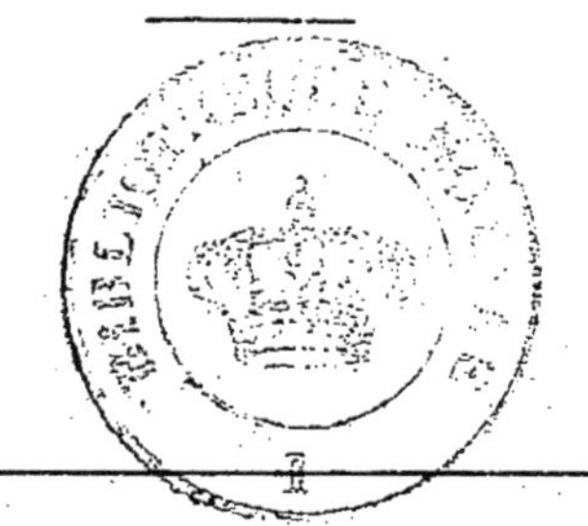

NANTES, IMPRIMERIE DE CAMILLE MELLINET. — 34,902.